新冠肺炎防控知识读本

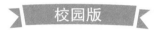

蒋荣猛　主编

U0345630

中国言实出版社

图书在版编目（CIP）数据

新冠肺炎防控知识读本：校园版 / 蒋荣猛等编著 . —— 北京：中国言实出版社，2020.5

ISBN 978-7-5171-3454-1

Ⅰ . ①新… Ⅱ . ①蒋… Ⅲ . ①日冕形病毒—病毒病—肺炎—预防（卫生）Ⅳ . ① R563.101

中国版本图书馆 CIP 数据核字（2020）第 062542 号

责任编辑 肖 彭
        张 朕
责任校对 李 岩
责任印制 佟贵兆
封面设计 刘 云

出版发行 中国言实出版社
        地　址：北京市朝阳区北苑路 180 号加利大厦 5 号楼 105 室
        邮　编：100101
        编辑部：北京市海淀区北太平庄路甲 1 号
        邮　编：100088
        电　话：64924853（总编室）　64924716（发行部）
        网　址：www.zgyscbs.cn
        E-mail：zgyscbs@263.net
经　销 新华书店
印　刷 徐州绪权印刷有限公司
版　次 2020 年 5 月第 1 版　2020 年 5 月第 1 次印刷
规　格 880 毫米 ×1230 毫米　1/32　2.875 印张
字　数 40 千字
定　价 9.00 元　ISBN 978-7-5171-3454-1

本书编写组

主　　编　蒋荣猛

编写成员（按汉语拼音顺序）

　　　　　　田　睿　肖利力

目录

常识篇

1. 什么是新冠病毒？ / 3

2. 什么是新冠肺炎？ / 5

3. 新冠肺炎的传染源是什么？ / 6

4. 哪些属于新冠肺炎的易感人群？ / 7

5. 新冠肺炎的症状有哪些？ / 8

6. 如何区分感冒、流感和新冠肺炎？ / 9

7. 如果出现疑似症状，什么时候需要就医？ / 11

8. 就医时有哪些注意事项？ / 13

9. 如何正确认识和理解常态化疫情防控？ / 14

10. 常态化疫情防控情况下如何提高学习效率？ / 15

11. 什么是轻症病例和无症状病例？ / 16

返校篇

12. 从外地返校时应注意什么？ / 19

13. 乘坐飞机、高铁或私家车返校时应注意什么？ / 20

14. 乘坐市内公共交通工具返校时应注意什么？ / 22

15. 非疫情高风险地区师生返校时应注意什么？ / 23

16. 有疫情高风险地区居住史或旅行史的师生返校时
    应注意什么？ / 24

17. 低龄学生上学前应做哪些准备工作？ / 25

18. 学生返校前应做哪些准备？ / 26

19. 教职工返校前应做哪些准备？ / 27

20. 境外师生返校有哪些要求？ / 28

21. 学生返校后能开聚集性的会议吗？ / 29

校园篇

22. 日常往返学校应注意什么？ / 33

23. 在校师生应如何配合校方进行体温检测？ / 34

24. 在学校及教室是否需要戴口罩？ / 35

25. 课间休息时应注意什么? / 36

26. 在学校食堂用餐时应注意什么? / 37

27. 在图书馆或自习室应注意什么? / 38

28. 在使用运动器械时应注意什么? / 39

29. 什么时候可以去电影院看电影? / 40

30 外出购物应注意什么? / 41

31. 上学途中应该怎么做? / 43

32. 放学回家应该怎么做? / 44

33. 在学校寄宿应注意什么? / 45

34. 如何严格落实学校工作人员的个人防护措施? / 46

生活篇

35. 在校师生是否需要每日自行量测体温? / 49

36. 如何正确选择口罩? / 50

37. 如何正确佩戴口罩? / 51

38. 如何丢弃使用过的口罩? / 52

39. 如何正确洗手?（七步洗手法）/ 53

40. 如何选择和保管日常消毒物品? / 54

41. 教室、寝室空气应如何通风消毒？ / 55

42. 如何对教室、寝室的地面进行清洁和消毒？ / 56

43. 如何对电梯按钮及教学电子设备表面进行消毒？ / 57

44. 如何对校园内体育健身器材进行表面消毒？ / 58

45. 如何对餐具、杯具进行消毒？ / 59

46. 如何对衣物、寝具等织物进行消毒？ / 60

47. 接收其他地区发来的快递应该注意什么？ / 61

48. 自己同学有发热、咳嗽等疑似症状应该怎么办？ / 62

49. 为什么不要对着他人咳嗽、打喷嚏？ / 63

50. 如果确需到医院就诊应该怎么做？ / 64

51. 怎样加强校园物体表面清洁消毒？ / 65

52. 在校期间发热可以自行服用退烧药吗？ / 66

53. 学校要如何进行垃圾的处置？ / 67

预防篇

54. 如何预防新冠病毒感染？ / 71

55. 针对新冠病毒应如何消毒？ / 73

56. 预防新冠肺炎时期饮食应注意什么？ / 74

57. 在室内应如何预防新冠病毒感染？ / 75

58. 在室外应如何预防新冠病毒感染？ / 76

59. 去人群聚集场所应有哪些防护措施？ / 77

60. 怎样做好疫情期间学生的心理调适？ / 78

61. 怎样做好健康宣教课堂？ / 79

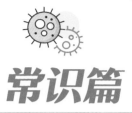

常识篇

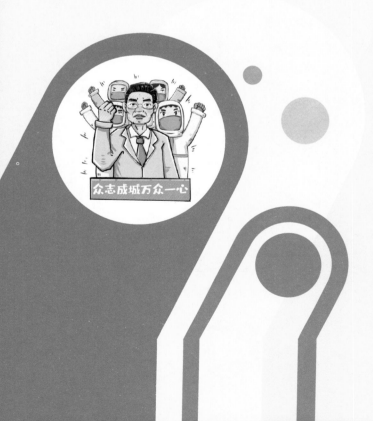

众志成城万众一心

1. 什么是新冠病毒?

新型冠状病毒属于β属的冠状病毒,有包膜,颗粒呈圆形或椭圆形,常为多形性,直径60-140nm。其基因特征与ARS-CoV和MERS-CoV有明显区别。目前研究显示与蝙蝠SARS样冠状病毒(bat-SL-CoVZC4-45)同源性达85%以上。体外分离培养时,新型冠状病毒96个小时左右即可在人呼吸道上皮细胞内发现,而在VeroE-6和Huh-7细胞系中分离培养需约6天。

对冠状病毒理化特性的认识多来自对SARS-CoV和MERS-CoV的研究。病毒对紫外线和热敏感,56℃条件下30分钟、乙醚、75%乙醇、含氯消毒剂、过氧乙酸和氯仿等脂溶剂均可有效灭活病毒,氯己定不能有效灭活病毒。

新型冠状病毒(简称新冠病毒),世界卫生组织(WHO)命名为2019-nCoV,其中n代表novel(新的),CoV是冠状病毒英文corona virus

的缩写。它与造成严重急性呼吸综合征（SARS，俗称"非典"）的病原体一样，都属于冠状病毒，但两者并不相同。

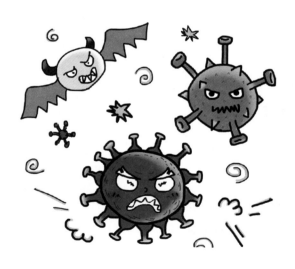

2. 什么是新冠肺炎?

　　新冠肺炎是指由新型冠状病毒感染引起的肺炎,它是一种急性呼吸道传染病。2020 年 2 月 11 日,世界卫生组织总干事谭德赛在瑞士日内瓦宣布,将新型冠状病毒肺炎命名为 COVID-19（Corona Virus Disease 2019）。

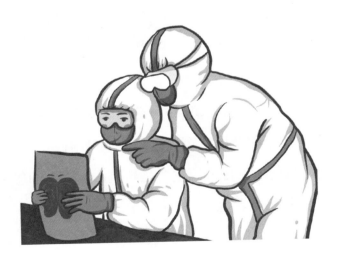

3. 新冠肺炎的传染源是什么？

新冠肺炎以经呼吸道飞沫和密切接触传播为主要的传播途径。在相对封闭的环境中，长时间暴露于高浓度气溶胶情况下，存在经气溶胶传播的可能。

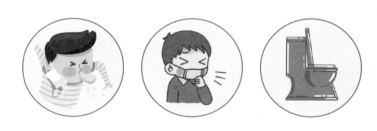

由于在粪便及尿中可分离到新型冠状病毒，应注意粪便及尿对环境污染造成气溶胶或接触传播。目前所见传染源主要是新冠病毒感染的患者。无症状感染者也可成为传染源。

4. 哪些属于新冠肺炎的易感人群?

根据《新型冠状病毒肺炎诊疗方案(试行第七版)》,新冠肺炎病毒为"人群普遍易感"。老年人及有慢性基础疾病者感染后病情较重,孕妇、儿童及婴幼儿也有发病。

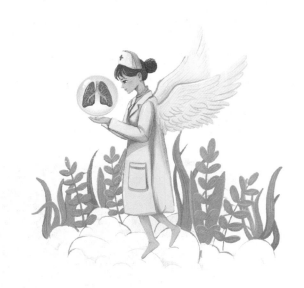

5. 新冠肺炎的症状有哪些?

以发热、干咳、乏力为主要表现。少数患者伴有鼻塞、流涕、咽痛、肌痛和腹泻等症状。重症患者多在发病一周后出现呼吸困难和(或)低氧血症,严重者可快速进展为急性呼吸窘迫综合征、脓毒症休克、难以纠正的代谢性酸中毒和出凝血功能障碍及多器官功能衰竭等。值得注意的是,重型、危重型患者病程中可为中低热,甚至无明显发热。轻型患者仅表现为低热、轻微乏力等,无肺炎表现。

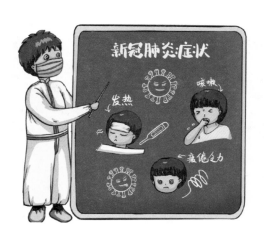

6. 如何区分感冒、流感和新冠肺炎？

（1）感冒的症状主要是鼻塞、流涕、打喷嚏、喉咙痛，轻微干咳，无明显发热、乏力，食欲无明显影响，无明显头痛、关节痛、周身不适等症状。感冒的人一般上呼吸道症状很重，但全身表现较轻，一般没有危险。

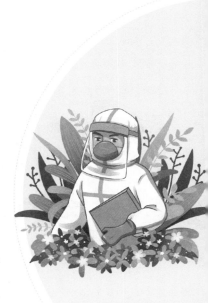

（2）流感病人发病急，症状严重，全身症状多，会发热，可能一两天内体温上升到 39°C 以上，头痛、全身疼痛、肌肉乏力、食欲下降等症状明显。有时也会鼻塞、打喷嚏、喉咙痛，偶见咳嗽、胸部不适。

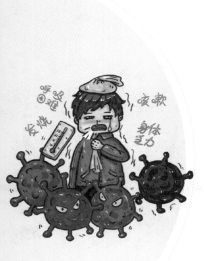

（3）新冠肺炎之无症状感染者感染之后不发病，仅在呼吸道中检测到病毒，所以要求从疫情发生地回来的市民要主动报告，自我隔离。新冠肺炎之轻症患者仅有一点发热、咳嗽、畏寒及身体不适。新冠肺炎之重症患者早期症状尤其是前三五天为发热、咳嗽及逐渐加重的乏力，一周后病情逐渐加重，发展到肺炎，甚至重症肺炎。重症病人会出现呼吸加快、呼吸衰竭、多脏器损害等情况，进一步加重的话可能需呼吸机支持或生命支持系统的支持，可能会导致死亡。

7. 如果出现疑似症状，什么时候需要就医？

（1）发病前 14 天内有武汉市及周边地区，或境内其他有病例报告的社区，或境外疫情严重国家或地区的旅行史或居住史。

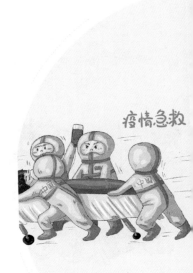

（2）发病前 14 天内与新型冠状病毒感染者（核酸检测阳性者）有接触史。

（3）发病前 14 天内曾接触过来自武汉市及周边地区，或境内其他有病例报告的社区，或境外疫情严重国家或地区的发热或有呼吸道症状的患者。

（4）聚集性发病：14 天

内在小范围，如家庭、办公室、学校班级、车间等场所，出现 2 例及以上发热和（或）呼吸道症状的病例。

（5）体温超过 37.3℃，有明显的气短、憋喘等症状，并近距离接触过有发热、咳嗽症状的患者，或去过人群密集的场所，如医院、超市、农贸市场，或有野生动物接触史。

（6）有发热、干咳、乏力症状的老年人、孕妇、肥胖者，以及有慢性肺部疾病、心血管疾病、肝肾等脏器基础疾病和免疫功能低下的人员。

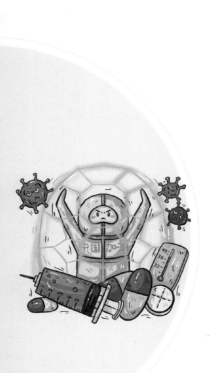

8. 就医时有哪些注意事项？

（1）佩戴口罩，注意咳嗽礼仪，咳嗽、打喷嚏时不要用手捂口鼻，要用纸巾或肘部遮挡。

（2）尽量避免乘坐地铁、公共汽车等公共交通工具，避免前往人群密集场所。

（3）主动告诉医生自己在相关疾病流行地区的居住史或旅行史，发病前曾经接触的疑似或确诊患者，以及发病后曾接触的人群，配合医生开展相关调查。

（4）如怀疑为新型冠状病毒感染，请直接至发热门诊就诊，减少在医院其他区域活动。

（5）如果因其他原因必须就医者，请勿穿行于发热门诊、急诊等区域，避免接触有发热、咳嗽等症状的患者，如果遇到，尽量保持 1 米以上距离。

（6）就诊结束，不要在外逗留，尽早回家。

9. 如何正确认识和理解常态化疫情防控?

当前我国疫情防控向好态势进一步巩固，但保持疫情防控成果、防止疫情反弹的任务繁重，必须倍加珍惜来之不易的防控成绩，巩固防控战果，绷紧疫情防控这根弦，抓紧抓实抓细常态化疫情防控，因时因势完善外防输入、内防反弹各项措施，并切实抓好落实。

10. 常态化疫情防控情况下如何提高学习效率?

（1）调整学习心态，做好长时间应对疫情的思想准备。

（2）制订学习计划，按部就班推进学习任务完成。

（3）运用科技手段，实施精准疫情防控和网上学习释疑解惑。

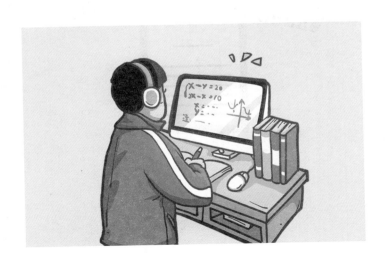

11. 什么是轻症病例和无症状病例?

轻症病例是指临床症状轻微，无明显肺炎表现，呼吸道标本新冠病毒病原学检测（指核酸检测）阳性。无症状病例是指无临床症状，呼吸道标本新冠病毒病原学检测阳性。

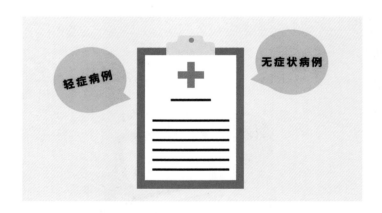

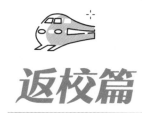

返校篇

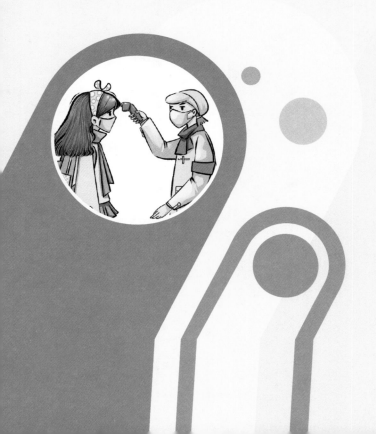

12. 从外地返校时应注意什么?

返程前,首先判断自己的健康情况。有疫情高风险地区或有病例报告的社区旅居史者,或有发热、咳嗽等症状者,禁止返校。所有外出或者外地的师生员工,返回居住地后应当居家隔离医学观察 14 天,健康者方能返校。

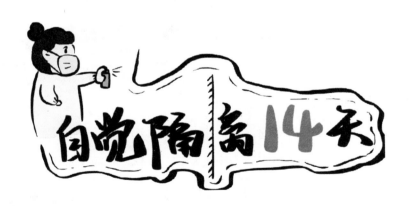

13. 乘坐飞机、高铁或私家车返校时应注意什么?

务必全程佩戴医用口罩。到机场、车站一定要配合工作人员做好体温测量和活动轨迹查验工作。在办理业务、排队等候时,与他人间隔至少1米。

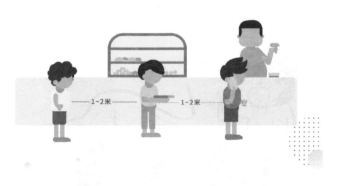

返校途中若出现发热、身体不适等情况,必须立即主动向工作人员报告,配合做好体温测量并服从相关规定;减少进食,尽量避免脱口罩;途中尽量与他人保持安全间距,密切留意周围旅

客的健康状况；如果发现他人有异常情况，主动上报工作人员，在条件允许的情况下尽量换座位；尽可能远离人群走动频繁的过道，减少在车厢或机舱内来回走动；避免使用公共饮水机，尽量自备或购买瓶装水。留意自己的航班号、高铁车次信息，注意社会公示的患者同乘交通工具信息，如果是同乘者，须上报并居家隔离。乘私家车返校时，若多人乘坐，车上人员均须佩戴口罩，减少交谈，注意咳嗽或打喷嚏礼仪，并尽可能开窗通风。

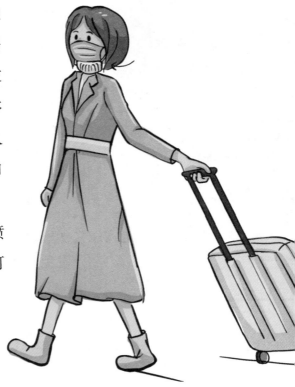

21

14. 乘坐市内公共交通工具返校时应注意什么?

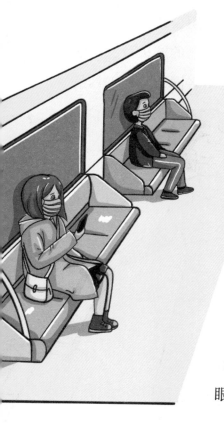

在公共场所应佩戴口罩,特别是在公共交通工具上、在人流密集的公共场所。触摸扶手等公共场所物品后应注意洗手,可以自备含消毒酒精或含氯消毒液的免洗洗手液、消毒湿巾等产品;避免用脏手触摸口鼻、揉眼睛等。

15. 非疫情高风险地区师生返校时应注意什么？

　　非疫情高风险地区师生如无可疑症状，可根据学校的通知正常返校。如有可疑症状，应报告学校或由监护人报告学校，及时就医，待痊愈后再返校。

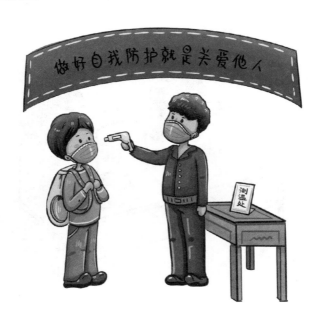

16. 有疫情高风险地区居住史或旅行史的师生返校时应注意什么？

如返校前有过疫情高风险地区居住史或旅行史的师生，建议居家（或前往指定的隔离观察点）隔离观察 14 天后再返校。旅行史与身体状况应及时报告学校，经批准后方可返校。

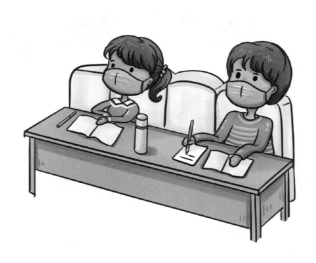

17. 低龄学生上学前应做哪些准备工作?

　　准备入学前，家长认真为学生测量体温，在《学生每日体温自测表》上翔实填写数据及签字。学生接送应避免乘坐公共交通工具，途中须做好学生及自身防护。入学前配合保健医生或晨检人员的体温检测工作，严禁家长进入校园教室接送幼儿，疫情期间，须在大门口指定区域完成接送。乘坐校车的学生，上车前配合教师进行体温检测，若体温高于 37.3℃ 则不得乘车，由家长接回观察休息，必要时到医院就诊。在乘车过程中要全程佩戴口罩，尽量避免用手触摸车上物品，教师要做好学生上车点名记录，家长在指定地点接送学生，下车前教师与家长签字交接，确保学生安全交至家长手中。

18. 学生返校前应做哪些准备?

（1）每日做好自我健康监测和行踪报告，并如实上报学校，确保开学前身体状况良好。

（2）在学校正式确定和通知返校时间前，遵守有关规定，不得提前返校。

（3）返校前安心居家，做好在线学习，学习和掌握个人防护知识，并做好返校前物资准备。

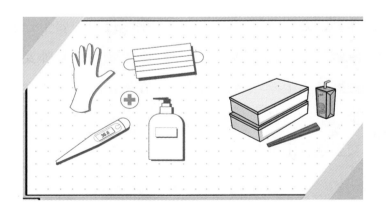

19. 教职工返校前应做哪些准备？

（1）每日做好自我健康监测和行踪报告，并如实上报学校，确保开学前身体状况良好。

（2）按照学校要求，认真学习各项防控制度，并掌握个人防护与消毒等知识和技能。

（3）符合返校条件的教职工可经校内相关部门、学校备案审批分批返校，做好开学准备和各项教学科研、管理服务工作。

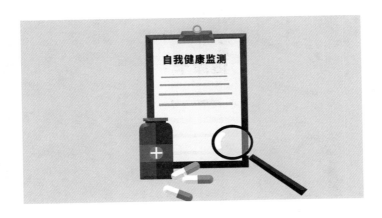

20. 境外师生返校有哪些要求?

（1）境外师生未接到学校通知一律不返校，新生不报到。

（2）境外师生返校前确保身体状况良好，返校途中做好个人防护和健康监测。

（3）入境后严格执行当地规定，进行隔离医学观察，每日健康监测并填报健康卡，解除隔离后且身体健康方可返校学习和工作。

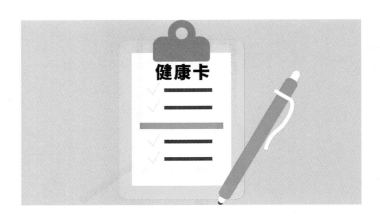

21. 学生返校后能开聚集性的会议吗?

学生返校后不召开聚集性会议，可通过错峰开会、网络视频或提前录制会议材料等方式召开学生会议；鼓励开展网络教育课程或线上展示交流活动；确需开展现场活动的，须按规定向学校相关部门申请。

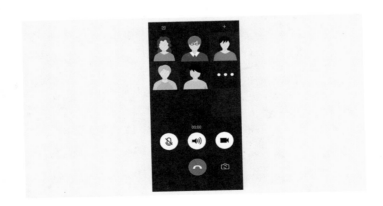

校园篇

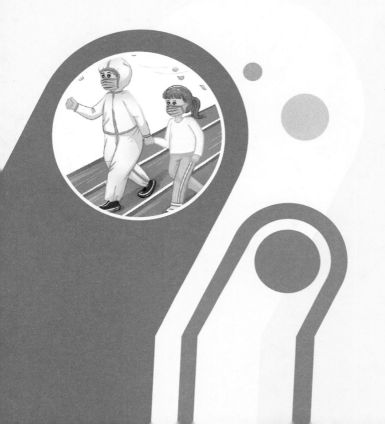

22. 日常往返学校应注意什么?

往返学校途中应正确佩戴口罩。建议根据家校距离，合理选择步行、骑行或开私家车出行。如乘坐公共交通工具，务必全程佩戴口罩，途中尽量避免用手触摸车上公共物品，避免用手接触口鼻眼。有条件时尽量与他人保持 1 米以上的安全距离，路上尽量打开车窗。

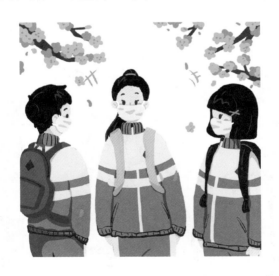

23. 在校师生应如何配合校方进行体温检测?

　　教职工和走读学生在离家出发前应自测体温,体温正常者方可出门,入校时配合工作人员进行体温测量。住校学生按学校相关规定进行体温测量。体温超过 37.3℃的师生,应如实回答相关问题并及时就医。

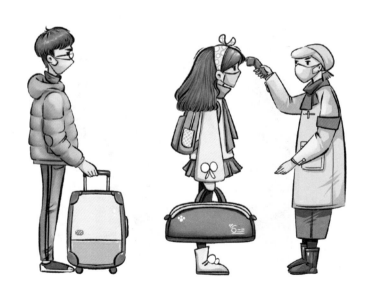

24. 在学校及教室是否需要戴口罩?

　　师生均需佩戴口罩。独处或在空旷场所,可以不戴口罩。

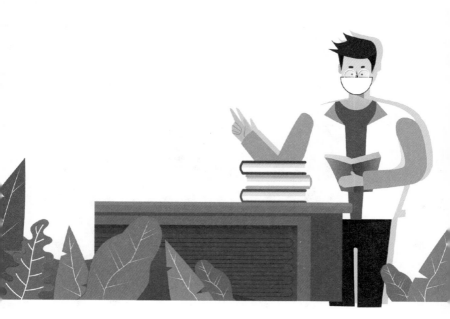

25. 课间休息时应注意什么？

　　课间休息时避免去人流密集场所，与同学们尽量保持 1 米以上的安全距离。多喝水、勤洗手、勿打闹。保持适量运动，避免用脏手触摸口鼻、揉眼睛等。

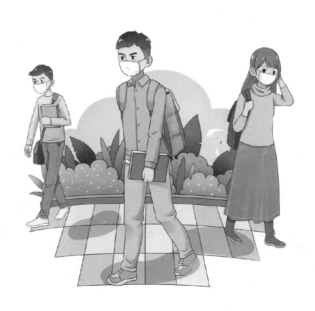

26. 在学校食堂用餐时应注意什么?

　　提倡错峰就餐并自带餐具。养成餐前、餐后洗手的习惯。建议单桌、同向、分散式就餐,如果不能单人单桌吃饭,应采用分餐制或使用公筷。全程佩戴口罩,直至进食前方可摘掉。

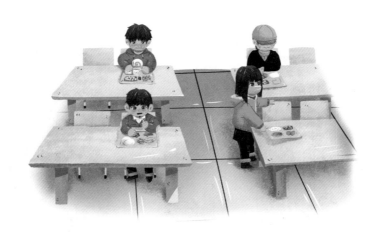

27. 在图书馆或自习室应注意什么?

　　全程佩戴口罩。与同学们保持 1 米以上的安全距离，避免面对面交谈，不聚集、不扎堆、间隔而坐。触摸书本后双手避免接触口眼鼻。尽量走扶梯上楼，避免使用电梯。出馆后应洗手。

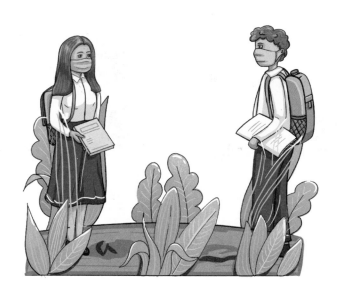

28. 在使用运动器械时应注意什么？

使用前应对器械进行消毒；

使用期间避免用手触摸自己的口眼鼻；

使用结束应洗手。

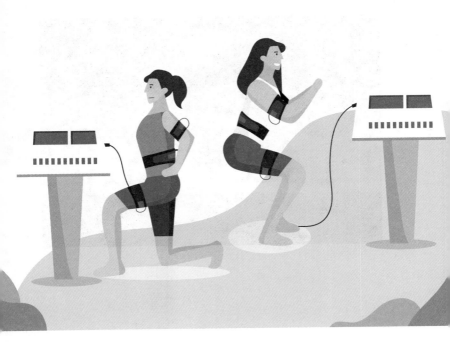

29. 什么时候可以去电影院看电影?

随着我国疫情防控向好态势进一步巩固，部分地区的部分影院开放。可密切关注当地疾控中心及相关部门发布的应急响应级别调整和有关通知，如有通知电影院正常开放，可佩戴口罩在做好个人防护的前提下前往电影院看电影。

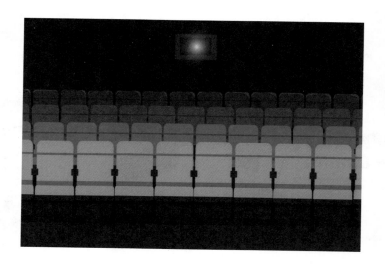

30. 外出购物应注意什么？

（1）进入超市、菜市场，全程佩戴口罩，与他人保持至少 1 米的距离。

（2）选购时，最好不要直接用手拿，可以戴手套，或将超市的购物小袋套在手上抓取。最好一次性购买齐全，减少出门购物的频次，买完不逗留，立即返回。

（3）肉食区选购。目前没有发现正规的肉制品、海鲜制品会传播病毒，可以放心吃。不要购买来源不明的禽类，也不要吃野味。

（4）在收银台不要拥挤，排队过程中和别人保持一定距离。自备购物袋，尽量减少与公共设施的接触。

（5）尽量选择步行、骑行往返，骑共享单车注意擦拭消毒。如乘坐公共交通工具，要隔位、分散就坐，避免用手触摸车上物品。

（6）低层建筑尽量避免乘坐电梯，建议选择走楼梯，尽量不要接触扶手。如需乘坐电梯，佩戴口罩，进入电梯时，接触按钮后及时洗手或手卫生，不在电梯里交谈，大声喧哗。

（7）回去后立即用流动水洗手，对鞋子、购物袋等表面进行消毒。

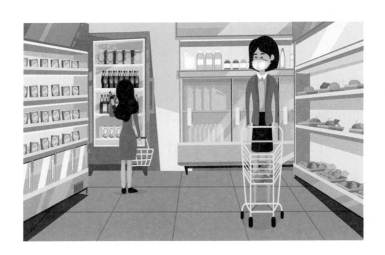

31. 上学途中应该怎么做?

上学途中, 正确佩戴一次性医用外科口罩, 尽量避免乘坐公共交通工具, 建议步行或乘坐私家车。如乘坐校车, 上车前配合护导员进行体温检测, 若体温高于 37.3℃则不得乘车, 由家长接回观察休息, 必要时到医院就诊。校车内务必全程佩戴口罩, 尽量避免用手触摸车上物品。上学途中确保从家到学校"两点一线", 不去其他场所。

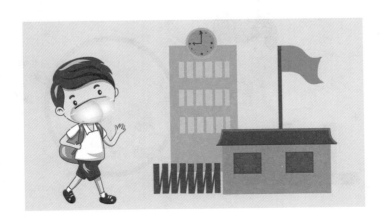

32. 放学回家应该怎么做?

　　离开学校时,正确佩戴一次性医用外科口罩,尽量避免乘坐公共交通工具,放学后直接回家,不在外逗留,不去其他场所。回到家中摘掉口罩后首先洗手消毒。书包和钥匙等使用消毒湿巾或75%酒精擦拭。保持室内经常通风和卫生清洁,避免同学间互相串门。

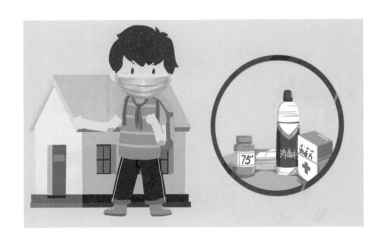

33. 在学校寄宿应注意什么？

学生公寓是同学们返校后的首要室内落脚点，具有停留时间长、高度集中、密切接触多等特征，加之返校期间学生来自不同地方、返校途中接触人员较多、乘坐交通工具多样等情况，因此初次进入学生公寓时，应积极配合做好随身物品的消毒、体温测量、相关信息登记等工作后再进入公寓。注意及时洗手，建议更换外衣后接触床铺。

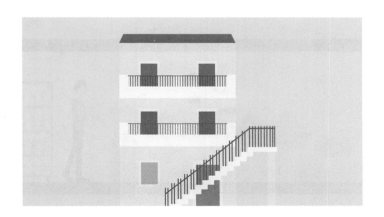

34. 如何严格落实学校工作人员的个人防护措施?

　　校门值守人员、清洁人员及食堂工作人员等应当佩戴口罩。食堂工作人员还应当穿工作服,并保持工作服清洁,工作服应当定期洗涤、消毒。可煮沸消毒 30 分钟,或先用有效氯 500mg/L 的含氯消毒液浸泡 30 分钟,然后常规清洗。清洁消毒人员在配制和使用化学消毒剂时,还应当做好个人防护。

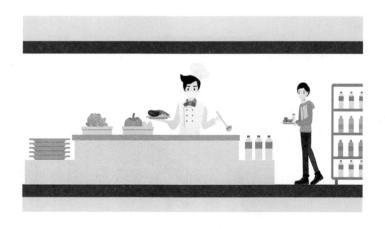

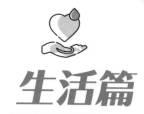

生活篇

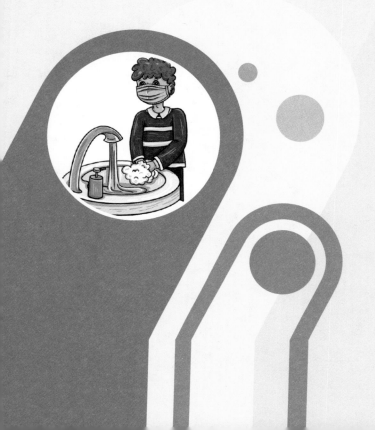

35. 在校师生是否需要每日自行量测体温？

在校师生需要每天自行量测体温，若出现新冠肺炎的可疑症状（包括发热、干咳、乏力、鼻塞、流涕、咽痛、腹泻等），立即就近就诊，不允许带病去学校。

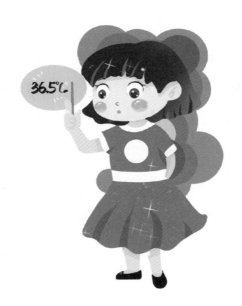

36. 如何正确选择口罩?

（1）对于一般公众（医务工作者或疫情相关工作人员除外），建议戴一次性医用口罩。

（2）人员密集场所的工作人员（医院、机场、火车站、地铁、地面公交、飞机、火车、超市、餐厅等）和警察、保安、快递等从业人员，以及居家隔离及与其共同生活人员，建议佩戴医用外科口罩，或者佩戴符合 N95/KN95 及以上标准的颗粒物防护口罩。不推荐使用纸口罩、活性炭口罩、棉布口罩和海绵口罩。

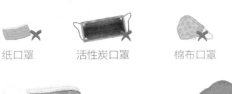

纸口罩　　　活性炭口罩　　　棉布口罩　　　海绵口罩

医用外科口罩：
能一定程度预防飞沫传播

对非油性颗粒的过滤 ≥ 95% 的口罩：
包括 N95\KN95\DS2\FFP2

37. 如何正确佩戴口罩？

一次性医用口罩、医用外科口罩的正确使用方法如下：

（1）鼻夹朝上，外层深色面朝外（或褶皱朝下）。

（2）上下拉开褶皱，将口罩覆盖口、鼻、下颌。

（3）将双手指尖沿着鼻梁金属条，由中间至两边，慢慢向内按压，直至紧贴鼻梁。鼻、口、下巴罩好，金属夹片贴紧鼻梁。

鼻、口、下巴罩好

金属夹片贴紧鼻梁

（4）适当调整口罩，使口罩周围充分贴合面部。标准的外科口罩分3层：外层有阻水层，可防止飞沫进入口罩；中层有过滤层；近口鼻的内层用于吸湿。

38. 如何丢弃使用过的口罩？

普通人群佩戴过的口罩，没有新型冠状病毒传播的风险，使用后装入塑料袋密封，按照生活垃圾分类的要求处理。

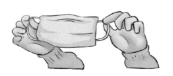

❶ 洗手取下口罩

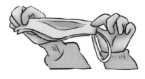

❷ 尽量避免触摸口罩外部并将其外折

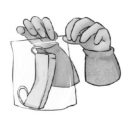

❸ 将口罩放入密封袋

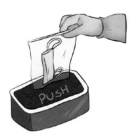

❹ 放入有盖垃圾桶并清洁双手

疑似病人及其护理人员用过的口罩，按照医疗废物收集、处理，处理完口罩后要清洗双手。

39. 如何正确洗手？（七步洗手法）

❶ 双手合并，掌心对掌心揉搓

❷ 手指交错，掌心对手背搓擦

❸ 手指交错，掌心对掌心搓擦

❹ 双手互握，互相揉搓指背

❺ 拇指在掌中转动，两手互换

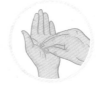

❻ 指尖揉搓掌心，两手互换

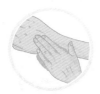

❼ 握住手腕揉搓，两手互换

　　特别要注意彻底清洗手上的手表、戒指和其他装饰品部位（有条件的也应该清洗戒指、手表等饰品），应先摘下手上的饰品再彻底清洁。

40. 如何选择和保管日常消毒物品?

妥善保管消毒液，放置于阴凉通风处，避开火源；标识明确，避免误食或灼伤。消毒液注意在有效期内科学使用。不推荐 84 消毒液和酒精同时使用，消毒效果可能减弱甚至产生有毒气体。

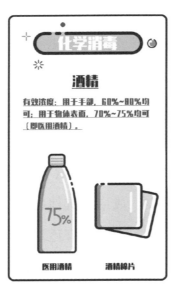

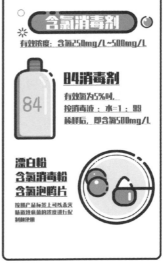

41. 教室、寝室空气应如何通风消毒?

以开窗自然通风为主,有条件的采用机械通风。自然通风时,注意室内温度不能过低。一天至少 2 次,每次 30–60 分钟。

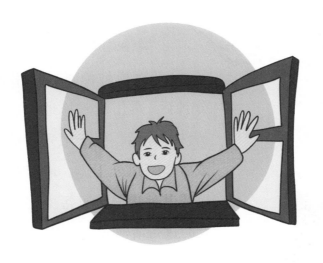

通风不畅的房间,按照 1.5 瓦 / 米在室内安装紫外灯,无人状态下,开紫外灯消毒 30–60 分钟,有人时采用循环风空气消毒器(无臭氧)消毒。

42. 如何对教室、寝室的地面进行清洁和消毒？

每日采用不扬尘的湿式打扫，定期使用有效氯 500mg/L 消毒液拖地消毒，作用 30 分钟后，再用清水拖地。拖把清洗干净后，置于阳光下暴晒或置于通风处干燥。地面有痰迹或其他肉眼可见污染物时，及时进行清洁或采用卫生湿巾、消毒湿巾擦拭干净，再用有效氯 1000mg/L 消毒液消毒 30 分钟。

43. 如何对电梯按钮及教学电子设备表面进行消毒?

可以使用含 75% 酒精的消毒棉球（片），或含酒精消毒湿巾擦拭消毒。

对于高温表面，使用季铵盐消毒液消毒。

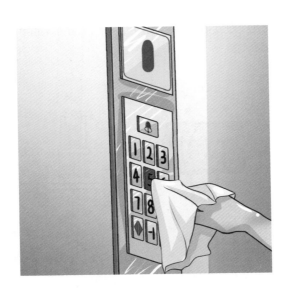

44. 如何对校园内体育健身器材进行表面消毒?

　　每日对健身器材用清水擦拭,保持清洁。定期对人员接触频繁的器材进行物体表面消毒。硬质光滑表面使用有效氯 500mg/L 消毒液擦拭、喷雾或浸泡消毒,多孔表面使用有效氯 500mg/L 消毒液浸泡或喷雾消毒,30 分钟后清水洗净。

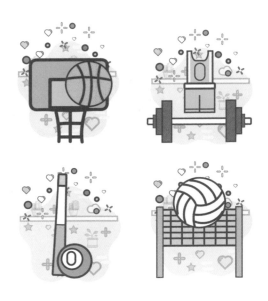

45. 如何对餐具、杯具进行消毒？

　　餐具、杯具去除残渣，洗净后消毒。耐热的餐饮具可用煮沸或流通蒸汽消毒 15–30 分钟，或使用符合国家标准的食具消毒柜，也可用有效氯 250mg/L–500mg/L 消毒液浸泡 30 分钟，再用清水将残留消毒液洗净，控干保存备用。不耐热的餐具、杯具采用化学消毒法。

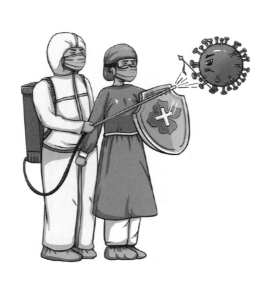

46. 如何对衣物、寝具等织物进行消毒？

勤换洗、勤晾晒，阴雨天使用干衣机烘干衣物。衣物、被褥晾晒时需要将其均匀摊开，充分暴露于阳光下。若要对衣物消毒，选择煮沸或化学消毒剂浸泡法（仅适用于疑似、确诊病例使用过的物品）。耐热耐湿的织物，可以用煮沸法；不耐热的，可以用有效氯 500mg/L 消毒液浸泡 30 分钟后常规清洗，或用其他有效的衣物消毒液，按消毒产品使用说明进行。

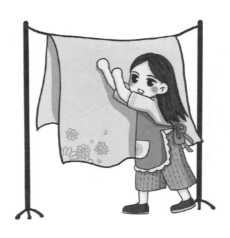

47. 接收其他地区发来的快递应该注意什么?

新型冠状病毒离开人体单独存活的时间有限,快递发到你手中,物体表面残留新型冠状病毒的可能性非常低,可以正常收取。若实在担心快递表面被病毒污染,可先对快递进行消毒,打开包装并弃去,然后及时洗手,尤其在触摸自己的口、鼻或眼睛前注意洗手。

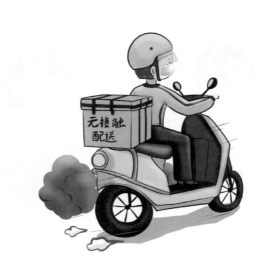

48. 自己同学有发热、咳嗽等疑似症状应该怎么办?

如自己的同学有发热、咳嗽等症状,不要恐慌,要第一时间向学校老师报告,并注意戴好口罩。若为确诊病例,学校应配合做好对密切接触者的排查、隔离,并在当地疾控机构指导下,对其工作活动场所及使用的物品进行消毒处理。

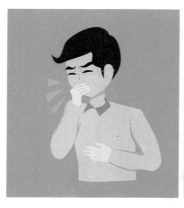 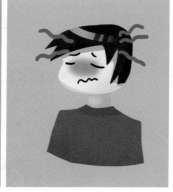

49. 为什么不要对着他人咳嗽、打喷嚏？

新冠肺炎患者或无症状感染者咳嗽、打喷嚏或说话时，会产生呼吸道飞沫，可被他人吸入，造成感染。要避免与有发热、咳嗽症状者近距离接触。咳嗽、打喷嚏时要避开他人，用纸巾遮掩口鼻（若无纸巾也可用肘袖遮挡）。不在公共场所大声喧哗，既是预防疾病传播的需要，也是尊重他、体现个人文明素养的良好行为习惯。

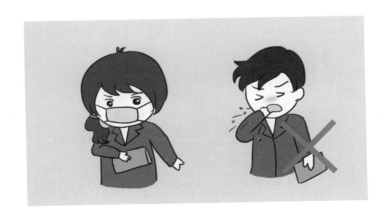

50. 如果确需到医院就诊应该怎么做？

（1）立即戴上口罩，做好自身防护，及时到当地指定医疗机构（直接去发热门诊）进行排查诊治。

（2）如实详细描述患病情况和就医过程，尤其应告知医生近期的旅行和居住史、确诊患者或疑似患者的接触史、动物接触史等。

（3）特别应注意的是，诊疗过程应全程佩戴口罩，以保护自己和他人。

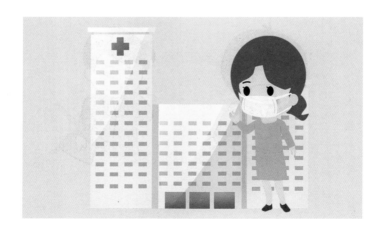

51. 怎样加强校园物体表面清洁消毒?

应当保持教室、宿舍、图书馆、学生实验室、体育活动场所、餐厅等场所环境卫生整洁,每日定期消毒并记录。对门把手、课桌椅、讲台、电脑键盘、鼠标、水龙头、楼梯扶手、宿舍床围栏、室内健身器材、电梯间按钮等高频接触表面,可用有效氯250mg/L–500mg/L 的含氯消毒剂进行喷洒或擦拭,也可采用消毒湿巾进行擦拭。

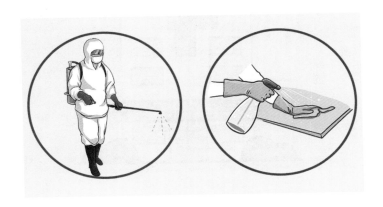

52. 在校期间发热可以自行服用退烧药吗?

疫情流行期间,出现发热,要及时到定点发热门诊就诊,不要盲目自行服药。发热也是许多其他疾病的常见症状,自行服用退烧药,有可能会掩盖真实病情,就诊时会给医生造成假象,影响医生对病情的正确判断,延误治疗。

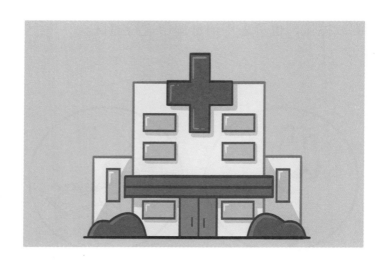

53. 学校要如何进行垃圾的处置？

　　校园垃圾应分类收集，及时清运。办公垃圾、餐饮垃圾以及废弃口罩等按照生活垃圾分类处理。垃圾筒及垃圾点周围无散落，垃圾存放点各类垃圾及时清运，垃圾无超时超量堆放。垃圾筒、垃圾点墙壁、地面应保持清洁，可定期用有效氯 250mg/L 的含氯消毒液喷洒。

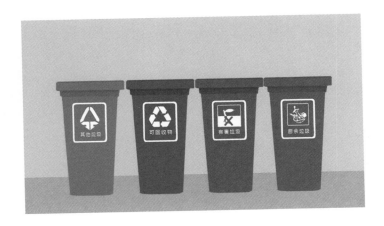

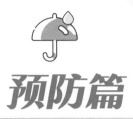

预防篇

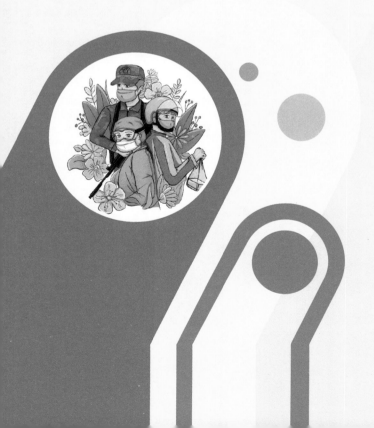

54. 如何预防新冠病毒感染?

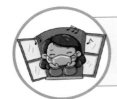 尽量减少外出活动。

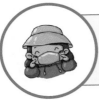 出门戴好口罩,注意自我保护。

 勤洗手,保持个人卫生。不洗手不接触自己的口眼鼻、脸部等。

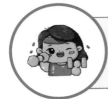 加强体育锻炼,增强体质,课间做眼保健操,注意手部卫生。

保持良好的生活习惯，居家经常通风，充分休息，饮食均衡营养。

避免与有呼吸道疾病症状（发热、咳嗽等）的人员密切接触。如不得以，佩戴口罩，注意手卫生。

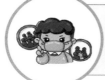

尽量避免各类聚会，避免到人多拥挤或空间密闭的场所。

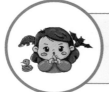

避免接触野生动物和家禽家畜。

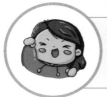

密切关注发热、咳嗽等症状。

55.针对新冠病毒应如何消毒?

根据《新型冠状病毒肺炎诊疗方案(试行第七版)》,病毒对紫外线和热敏感,56℃条件下30分钟、乙醚、75%乙醇(酒精)、含氯消毒剂、过氧乙酸和氯仿等脂溶性溶剂均可有效灭活病毒。

注意:氯己定不能有效灭活病毒。

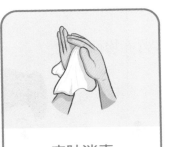

皮肤消毒

可选用消毒酒精擦拭或浸泡消毒。

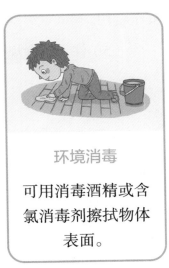

环境消毒

可用消毒酒精或含氯消毒剂擦拭物体表面。

56. 预防新冠肺炎时期饮食应注意什么?

（1）不要食用已经患病的动物及其制品。

（2）要从正规渠道购买冰鲜禽肉，食用蛋、奶、禽肉时要充分煮熟。

（3）处理生食和熟食的切菜板及刀具要分开；处理生食和熟食之间要洗手。

（4）即使在发生疫情的地区，如果肉食在食品制备过程中经过彻底烹饪和妥善处理，也可安全食用。

（5）注意饮食规律，营养均衡。

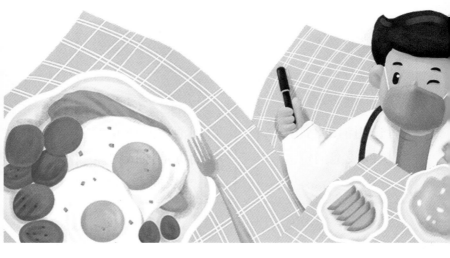

57. 在室内应如何预防新冠病毒感染?

（1）规律休息，适量运动，保障睡眠。

（2）保持良好的个人卫生习惯：勤洗手，不用脏手触摸眼睛、鼻或口；咳嗽或打喷嚏时用纸巾掩住口鼻。

（3）家庭成员不共用毛巾，保持家居清洁。

（4）居室多通风、换气并保持整洁卫生。

（5）冲厕所马桶时应盖上马桶盖。

（6）家庭备置体温计、一次性医用口罩、医用外科口罩或 N95/KN95 口罩、家用消毒用品等。

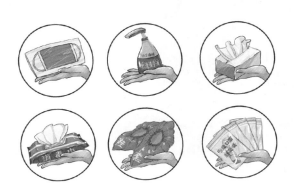

58. 在室外应如何预防新冠病毒感染?

（1）在公共场所应佩戴口罩，特别是在公共交通工具上、在人流密集的公共场所。

（2）避免接触有发热、咳嗽等症状的人，如果遇到，需保持 1 米以上距离。

（3）咳嗽、打喷嚏时用纸巾或屈肘将口鼻完全遮住。

（4）减少接触公共场所的公共物品。

（5）避免用脏手触摸口鼻、揉眼睛等。

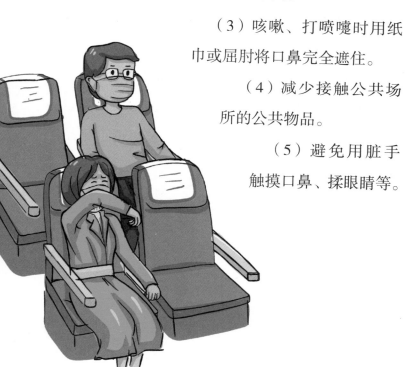

59. 去人群聚集场所应有哪些防护措施?

如必须前往人群聚集场所要注意以下几点:

（1）尽量选择步行、骑行或自驾车；骑共享单车注意擦拭消毒，骑车结束后及时洗手或手卫生；如乘坐公交车、地铁等公共交通工具，要隔位、分散就座，避免用手触摸车上物品。

（2）要正确佩戴口罩、手套等个人防护用品。

（3）尽量减少接触公共物品。

（4）尽量与所接触者保持一定距离。

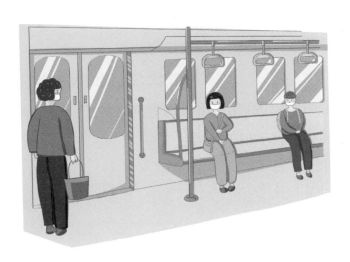

60. 怎样做好疫情期间学生的心理调适？

（1）建立正向积极心态，对政府的防控举措充满信心，并将正能量辐射到身边亲人、家长和学生。

（2）应浏览官方发布的疫情信息，不要过度关注疫情动态，不信谣，不传谣，避免焦虑，照顾好自己，坚持规律作息，清淡饮食，适当运动，将注意力转移到让自己更舒适的活动上。

（3）学习放松技巧，了解相关心理调节的方法，通过深呼吸放松、肌肉放松和听音乐等方法帮助平复情绪，释放压力。

（4）关心学生心理状态，同时与其他任课教师协调，利用网络微课等网络形式向学生宣传心理疏导的知识和方法。

61. 怎样做好健康宣教课堂?

加强健康宣教课堂,由专人定期对学校内的教职员工和学生进行个人防护与消毒等防控知识宣传和指导。加强心理健康服务管理,为师生提供心理健康咨询服务和热线指导平台。

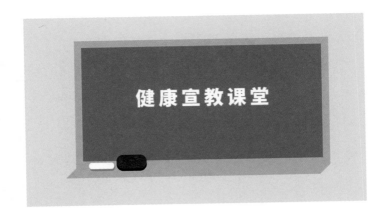